國家古籍出版

專項經費資助項目

全漢三國六朝唐宋方書輯稿

顧問　余瀛鰲

近效方

唐·佚名　撰
范行準　輯佚
梁　峻　整理

中醫古籍出版社
Publishing House of Ancient Chinese Medical Books

圖書在版編目 (CIP) 數據

近效方/(唐) 佚名撰；范行準輯佚；梁峻整理 .—北京：中醫古籍出版社，2019. 2

(全漢三國六朝唐宋方書輯稿)

ISBN 978-7-5152-1471-9

Ⅰ. ①近… Ⅱ. ①佚…②范…③梁… Ⅲ. ①方書-中國-唐代 Ⅳ. ①R289.342

中國版本圖書館 CIP 數據核字 (2017) 第 090888 號

全漢三國六朝唐宋方書輯稿
近 效 方　唐·佚名 撰
范行準 輯佚　梁峻 整理

策劃編輯　鄭　蓉
責任編輯　黄　鑫
封面設計　韓博玥
封面插圖　趙石濤
出版發行　中醫古籍出版社
社　　址　北京東直門内南小街 16 號 (100700)
印　　刷　北京博圖彩色印刷有限公司
開　　本　850mm×1168mm　32 開
印　　張　4.375
字　　數　27 千字
版　　次　2019 年 2 月第 1 版　2019 年 2 月第 1 次印刷
印　　數　0001~3000 冊
書　　號　ISBN 978-7-5152-1471-9
定　　價　18.00 圓

序

在國家古籍整理出版專項經費資助下，《范行準輯佚中醫古文獻叢書》十一種合訂本于二〇〇七年順利出版。由於經費受限，范老的輯稿沒有全部整理付梓。學界專家看到這十一種書的輯稿影印本後，評價甚高，建議繼續籌措經費出版輯稿。有人建議合訂本太厚，不利于讀者選擇性地購讀，故予改版分冊出版（其中包括新整理本）。

中國醫藥學博大精深，存留醫籍幾近中華典籍的三分之一。究其原因，昔秦始皇焚書，『所不去者，醫藥卜筮種樹之書』。漢興，經李柱國和向歆父子等整理，《漢書·藝文志》收載方技（醫藥）類圖書，分醫經、經方、房中、神仙四類，二〇五卷，歷經改朝換代、戰事動蕩，醫籍忽聚忽散，遭受所謂『五厄』『十厄』之命運。然而，由於引經據典是古人慣常的行文方法，所以『必托之于神農黄帝而後能入説』。前代或同代醫籍被他人引用、注明出處便構成傳承的第一個環節。唐代醫學、文獻學大家王燾就是這個環節的楷模。正是由於這個引用環節的存在，爲輯佚奠定了基礎，即一旦被引用的醫籍散佚，還可以從引用醫籍中予以輯録，這是傳承的第二個環節。范行準先生集平生精力，輯佚出全漢三國六朝唐宋方書七十一種。其中毛筆小楷輯稿五十八種一二二册，鋼筆輯稿十三種十三册。除其中有人已輯佚出版或輯稿内容太少外，本套書收載的是從未面世的輯佚稿計二十多種，十分珍貴。爲方便今人理解，特邀專家爲每種書作解題，同時也適度包含考證考異内容，前後呼應，以體現這套叢書的相對整體性。

輯稿作爲珍貴的資源，一是因爲它靠人力從大量存世文獻中精審輯出包括今人不易看到的内容。以《删繁方》爲例，該書有若干内容引自《華佗録袟》，不僅通過輯稿可以看清《删繁方》原貌，而且據此還可以看到《華佗録袟》的部分内容。這不僅對當今學術的古代溯源循證具有重要價值，對未來學術傳承也具有重大意義。二是雖然輯稿不一定能恢復原書全貌，或辨清原書作者、成書年代等項仍存在大量需要考證考異的問題，但正是這些不完善之處，却給後世學者提出了有學術研究價値的問題，如《華佗録袟》冠名華佗，而華佗因不與曹操合作遇害，留存文獻本就不多，即使存世的華佗《中藏經》，時至今日仍有爭議，那么，《華佗録袟》的眞正作者是誰？輯稿提供的線索對進一步考明其眞相也有意義。

范老輯稿大多依據唐代文獻學家王燾《外台秘要》中著録的引用文獻出處輯出，但又不是全部，部分學術内涵還有《醫心方》《華佗録袟》等古文獻著録的線索。以此爲例，王燾原創的方法正是胡適先生所謂『歷史觀察方法』的學術源頭實例，也是文藝復興以來科學研究强調觀察和實驗兩個車輪之一。所謂觀察，不是針對一時一地的少量事物，而是大樣本長時段的歷史性觀察。天文學的成果就是通過這種方法取得的。中醫學至今還在使用這種方法。所謂聚類，本來是數理統計學中多元分析的一個分支，但用在文獻聚類中也是行之有效的方法。因爲中醫的藏象學説本身就是取類比象，其辨證也多采用類辨、象辨等方法，再説《周易·系辭》早就告誡人們『方以類聚』，聚類思想當然也是中醫藥學優秀文化傳統。梁峻教授申請承擔國家軟科學研究計劃『中醫歷史觀察方法的聚類研究』（2009GXQ6B150），圍繞文獻的引用、被引用以及圖書散佚、輯佚等基本問題，運用聚類原理，應用計算機技術，從理論到實踐，闡述了中醫學術傳承中的文獻傳承范式，揭示了歷史觀察方法的應用價值。

輯稿既然在文獻傳承中具有關鍵作用，二〇一五年，經中醫古籍出版社積極響應，以《全漢三國六朝唐宋方書輯稿》爲題，又申請到國家古籍整理出版專項經費。以此爲契機，項目組成員重振旗鼓，經共同努力，將二十種散佚古籍之輯稿，重新整理編撰爲二十册，并轉換成繁體字版，以便於台港澳地區以及日本等國學者參閱。值此輯稿即將付梓之際，本人聊抒感懷以爲序！

中國中醫科學院中國醫史文獻研究所原所長、
榮譽首席研究員、全國名中醫

余瀛鰲

戊戌年初秋于北京

原序

追求健康長壽是人類共同的夙願。秦皇漢武雖曾尋求過長生不死之藥，然而，死亡却公平地對待他們和每一個人。古往今來，人類爲延緩死亡、提高生存質量付出過巨大努力，亦留下許多珍貴醫籍。其承載的知識，乃是人們長期觀察積累、分析判斷、思辨應對的智慧結晶，并非故紙一堆，有可利用的一面。

醫籍損毁的人爲因素少。始皇不焚醫書，西漢侍醫李柱國和向歆父子對醫籍都進行過整理，但由於戰亂等各種客觀原因，醫籍和其他典籍一樣忽聚忽散，故有『五厄』『十厄』等説。宋以前醫籍散佚十分嚴重。就輯佚而言，章學誠認爲，自南宋王應麟開始，好古之士踵其成法，清代大盛。然輯佚必須辨僞，即甄别軼文僞誤、訂正編次錯位、校注貼切，否則，愈輯愈亂。

已故著名醫史文獻學大家范行準先生，生前曾在《中華文史論叢》第六輯發表《兩漢三國南北朝隋唐醫方簡録》一文。該文首列書名，次列書志著録，再次列撰人，最後列據輯諸書，將其所輯醫籍給出目録，使讀者一目了然。由於種種原因，范行準先生這批輯稿未能問世。近年，范行準先生之女范佛嬰大夫多次與筆者商討此批輯稿問世問題，筆者也曾和洪曉、瑞賢兩位同事拜讀輯稿并委托洪曉先生撰寫整理方案，雖想過一些辦法，均未果。去年，經鄭蓉博士選題、劉從明社長批準上報申請出版補貼，國家古籍整理出版規劃領導小組成員余瀛鰲先生斡旋得以補貼。于是，由余先生擔任顧問，筆者與洪曉、曉峰兩位同事分工核實資料、撰寫解題，劉社長和鄭博士負責整理編排影印輯稿，大家共同努力，終于使第一批輯稿得以問世。

本次影印之輯稿，精選晉唐方書十一種二十册，上自東晉《范東陽方》，下迄唐代《近效方》，多屬未刊印之輯複者。各書前寫有解題，説明考證相關問題、介紹内容梗概、提示輯稿價值等。其中，《删繁方》《經心録》《古今録驗方》《延年秘録》之解題由梁峻撰寫，《范東陽方》《集驗方》之解題由李洪曉撰寫，《纂要方》《必效方》《廣濟方》《産寶》《近效方》之解題由胡曉峰撰寫。爲保持輯稿原貌，卷次闕如、内容散漫者，仍依其舊。所收《删繁方》一書，雖作者謝士泰生平里籍考證不詳，但其内容多引自佚書《華佗録袟》，該書存有中醫理論在古代的不同記載，如皮、肉、筋、骨、脈、髓之辨證論治方法等。現代著名中醫學家王玉川先生曾提示筆者要重視此書的研究，筆者亦曾研讀，并指導幾位研究生從不同角度開展工作，多有收穫。

范行準先生之輯稿，均很珍貴，具有重要的文獻與研究價值。此次影印出版，定名爲《范行準輯佚中醫古文獻叢書》，其他輯佚图書將陸續影印出版。筆者相信，輯稿影印本問世，對深入研究晉唐方書必將産生重要作用。欣喜之際，謹寫此文爲序。

梁　峻

二〇〇六年夏於北京

《近效方》解題

（胡曉峰）

《近效方》史志不見著録，作者及撰年不詳。從佚文内容來看，應爲唐代著作。原書早佚，佚文保存在《外台秘要》中。

范行準輯佚本《必效方》係從《外台秘要》輯出，收方劑近一四〇首。卷一，跌打、金瘡、湯火，收方劑七首。卷三，大風、熱毒腫、瘡腫，收方劑十首。卷九，傷寒、天行，收方劑四首。卷九之後附有必效方未分卷之上、中、下，收録没有標明卷數的佚文。其中，必效方未分卷之上爲諸黄、諸瘧、霍亂、嘔逆、諸氣、久咳、上氣、消渴方、熱中小便多漸瘦方、祠部李郎中消渴方、將息禁忌論、叙魚肉等一十五件、叙菜等二十二件、叙米豆等九件，收方劑三十六首；必效方未分卷之中爲鬼魅、白虎、諸風、風疹、轉筋、脚氣、水氣、眼、喉痺，收方劑三十八首；必效方未分卷之下爲發背、諸痢、諸淋、大小便、甲疽、肉刺、疣子、諸丸方、諸散、諸膏、諸煎、諸酒、留顏、髮、婦人、小兒，收方劑四十三首。從佚文來看，《近效方》一書似有九卷之多。

目録

近効方卷一

跌打

質汗療折傷內損有瘀血每天陰則疼痛兼療産婦産後諸疾神効方。案此下原有引開寶本草質汗主治說當是宋臣所加今刪

三月採益母草一重擔一名夏枯草

右一味揀擇去諸雜草及乾葉以新水淨洗於箔上攤曬令水盡則用手捩斷可長五寸以來。案原脫以來二字據證類本補勿用刀切即置鑊中量水兩石以來。案原脫以來二字據證類本補令草水深三二寸。案原作令水高草三二寸據證類本改則從火煎候益母草糜爛水又減耗三分。案原脫又減耗三字據證類本補減二分

以上則漉去草○案二下原脫分至則四字據遐寧本補取五斗汁瀉入盆中澄之半日以下○案原脫以下二字據遐寧本補以綿濾取清汁盆中滓澱並盡棄之其清汁於小釜中慢火煎取一斗以來○案原脫以來二字據遐寧本補如稀餳每取梨許大煖酒和服之日再服和姜粥喫並得如遠行不能將稀煎去即更鍊令稠硬停作小丸服之七日內則疼痛漸瘳二七日平復或有產婦惡露不盡及血運一兩服即差其藥療風益心力無所忌鄭長史處吏部李郎中服之得力外臺卷二十九葉五右方無卷數

療墜損方

生地黃一斤分為三分

右每服取一分熱令焦黃以酒半升煎一兩沸絞去滓令溫煖得所食前日三無所忌馬墜亦療之外臺卷二十九葉六

右方无卷數

療墮馬內損方

取盧菓一小兩○案盧原作盧攄照宋本改下同擣為末牛乳一盞煎五六沸和服李諫議云盧菓以羊肉汁和服一日內不用喫菜極効外臺卷二十九葉七下案此下有盧菓見陳藏器本草八字小注當是宋臣所加

金瘡

金瘡或壓損斷裂方

剥取新桑皮作線縫之又以新桑皮裹之以桑白汁
塗之極驗小瘡但以桑皮裹即差

金瘡灸瘡火燒瘡等方

蠟如胡桃人（案蠟字本作臘） 李子一物（爛擣） 横桃人一枚 薰陸香半合

右四味和擣以猪脂煎即以此藥塗帛上貼瘡此方甚忠

効外臺卷二十九葉十九右方无卷数

療瘡因水入疼痛方

取生葱一束擣以腳踏上須臾更著之差（李諫議方 給事錄試）

効外臺卷二十九葉二十五下右方无卷数

湯火

療火油及天火瘡初出似沸子漸〻大如水泡似火燒瘡
赤色熱翕〻須臾浸淫漸多急速者是也方
芸薹菜不限多少擣絞取汁芒硝大黃生鐵衣各等
分擣大黃末相和芒硝等以芸薹汁調如稀糊以秃
筆點藥敷瘡上乾即再點頻用極有効闍師云芸薹
冬月煮取汁洗亦可 外臺卷二十九葉三十三
上 右方无卷數

近効方卷三

大風

婆羅門僧療大風疾並壓丹石熱毒熱風手脚不隨方

消石一大兩 生烏麻油二大升

右二味内鐺中以土墼蓋口以紙泥固際（案原脫際字據熙寧本補）勿令氣出細細進火煎之其藥未熟氣腥候香氣發即熟更以生烏麻油二大升和之（案烏麻熙寧本作油麻）更微火煎之以意斟量得所訖内不津器中服法患大風者用火為使在室中重作小紙屋子屋子外然火令病人在紙屋中發汗日服一大合病人力壯日二服服之三七日

頭面疱瘡皆臓若服諸藥丹熱發不得食熱物著厚衣
卧厚床；風者可兩人共服一劑服法同前不用火為
使忌風二七日若丹石發即不用此法○案原脫若至法九字據毉宗
本補但取一匙○案但上原有或字據毉宗本刪內口待消咽汁熱除忌
如藥法呂員外處得床風疑○案原脫床風疑三字據毉宗本補 外臺卷三十葉五右

方无卷數

熱毒腫

療一切熱毒腫驗方并主乳癰

青木香 紫葛 紫檀 朴硝各二兩 赤小豆一合 蜀升
麻 白斂 生礬石各一兩

右八味擣篩以水和為麵稀糊又以榆皮汁和之亦佳以布薄可腫大小仍每片薄三兩個小孔子塗藥貼腫上乾即易之　王度支處

貼毒熱腫消方

蔓菁根三大兩（○案原脫大字據臨亭本補）　芸薹苗葉根三大兩（○案原脫大字據臨亭本補）

右二味擣以雞子清和貼之乾即易之當日消

又方

商陸根　芸薹苗葉根等分

右二味擣之依上方貼之効

療一切熱瘡腫硝石膏方

硝石一斤 生麻油二斤

右二味先煎油令黑臭下硝石緩火煎令沸稠鍋膏成以好瓷器中收貯以塗貼瘡腫或熱發服少許妙用好酥煎更良忌生血物 外臺卷三十葉二十七至二十八右四方並無卷數

療腫

梔子湯主表裏俱熱三焦不實身體生瘡或發癰癤大小便不利方

芒硝四分 大黃四分 梔子 甘草炙 黃芩 知母各六分

右六味切以水二升煮取九合去滓分溫服忌如常法

此方甚佳 一方芒硝三兩大黄四兩梔子二七枚芍藥知母各三兩甘草二兩右以水五升煮減半

下大黄煮取一升八合

去滓内芒硝分三服

療諸色瘡腫神驗方 考功韋郎中處

胡粉熬令赤 赤小豆熬 糯米 吴茱萸 黄連各一兩 □ 小薊

原脱小字據此寫本補 水銀一分 □ 集要作二分據此寫本改

右六味擣篩以生麻油和丸稀麪糊然後取水銀於手

掌中以唾指研熟訖入藥中令勻先拔湯洗瘡乾拭以

藥塗之日再以差爲度療疥子瘡佳 一云用泔清洗瘡

牛蒡粥瘡療腫方

取牛蒡根二莖淨洗煮令爛於盆中研令細去筋脉

汁中即丁米煮漱鹹淡任性服一二碗甚良無忌外臺卷三十葉四十右三方无卷數

療熱瘡疥癬痒痛不可忍者方

消石止一物。案消原作硝並原脫止字據監亭本改補 先用泔清洗瘡去痂拭乾看瘡大小研硝石末和生麻油以麵糊以塗瘡上三兩度差

又方

水銀蕪荑和酥塗之　菫黃塗之　牛李子塗之

醋煎艾塗之　羊蹄根和乳汁塗之外臺卷三十葉五十上

近効方卷九

傷寒

凡背中惡痰飲傷寒熱病瘴癘須吐者方

鹽末一大匙

右一味以生熟湯調下須臾則吐吐不快明旦更服甚良

右方張文仲引 外臺卷一[redacted]葉三十四至三十五

天行

療天行三日外若忽覺心上妨滿堅硬腳手心熱則變為黃不療殺人秦艽湯方

秦艽一兩 紫草一兩 白鮮皮一兩 黃芩一兩 梔子一兩

右五味切以水一大升半生乳一大升煮取七合分為二服老小以意量之一剂不兪更喫一劑試有驗外臺卷三葉十八右方无卷数

療天行壯熱咽逆不下食橘皮湯方

橘皮三兩 生薑四兩 茯苓三兩○案苓宋本作芩

右三味切以水五升煮取一升五合去滓分温五六服中間任食一日服盡忌大酢蒜麪外臺卷三葉二十三

主天行後兩脇脹滿方

熬鹽熨之如小便澀亦用鹽熨臍下水腫以穀枝汁服愈大効外臺卷三葉二十六右方原无卷数

近効方未分卷之上

諸黄

療急黄方

取蔓菁子油一盞頓服之臨時無油則以蔓菁子擣取汁水和之喫亦得候顏色黄或精神急則是此病韋給事試用之有効〇案韋至効八字原小字細注據熙寧本改忌蕪荑〇案原脱忌蕪荑三字據熙寧本補外臺卷四葉十九右方无考救

療黄疸瓜蒂散方

瓜蒂二七枚　赤小豆二七枚　生秫米二七枚　丁香二七枚

右四味擣篩重者取如大豆二枚各著一枚鼻孔中痛

㵐鼻須臾鼻中瀝清黃水或從口中出汁餘則愈病極
者如一小豆則可一與不足間日復頻用効李㬋用之
立驗俗人或使人以竹筒極力吹鼻中無不死者慎之
瘥男子女人黃疸病醫療不愈身目悉黃食飲不消胃中
脹熱生黃衣在胃中有乾屎使病尓方
以成煎猪脂一小升溫熱頓盡服之日三燥屎下去
乃愈 外臺卷四葉二十二 右二方无卷數
瘥發黃身面眼悉黃如金色小便濃如煮黃蘗汁者眾醫
不能瘥者良驗茵陳湯方
茵陳四兩 黃芩二兩 梔子三兩 朴硝三兩 大黃三兩 龍膽草二兩

枳實二兩炙　柴胡四兩

右八味切以水八升煮取二升七合分溫三服若分絕

羸加生地黃一升梔子加至七兩去大黃如氣力不羸

猶下者。案原脫猶下者三字據照寧本補依前著大黃取驗忌如藥法

如案原作忌如法據照寧本改補不差更作以差為限不過三四劑差陽

三五日一劑李子豫處得此方神良　外臺卷四葉二十五下右方无卷數

女勞疸黃家日晡發熱而反惡寒此為女勞得之膀胱急

小腹滿身體盡黃額上反黑足下熱因作黑疸其大便必

黑腹臚脹滿如水狀大便黑溏此女勞之病非水也療与

黑疸同穀疸食則眩心忪怫鬱不安久久發黃為穀疸並

以前茵陳湯主之方在遍身黃部中 外臺卷四葉三十 右方无卷數

諸瘧

療瘧間日或夜發者 已上本書

常山三兩

右一味切以漿水三升浸經一宿煎取一升欲發前頓服之後微吐差止忌生葱生菜 已上廣濟 外臺卷五六二下

療瘧瘴並補闕嶺南將來極効常山丸方

常山 鼈甲 桃人 去尖皮熬等分

右三味各擣末先以鼈和桃人擣令泥然後下常山末細攪蜜丸如梧子桐候欲發前一食時酒下四十九須

決更服二十丸以不差更服漸不過三服能信用者無
不差忌生葱生菜
凡踐涉江山險諸瘴癘及蠱毒等常服木香犀角丸方
青木香 犀角屑 羚羊角屑各六分 升麻 玄參 豬苓
檳榔各十分 鼈甲炙 甘草炙各八分 豉二十分熬
右十味擣篩爲末蜜和丸如梧子酒飲服三十丸日二
服若倖熱即去甘草檳榔加大黃二十分忌海藻菘菜
主瘧兼痢無問赤白水穀鮮血瘴皆差黃連犀角丸方
黃連 犀角屑 香豉熬各二兩 龍骨四兩 牡蠣二分熬
右五味擣篩爲末蜜和丸如梧子米飲下三十丸日三

服差止忌豬肉冷水油膩等

瘴瘧不差蜀漆丸方

蜀漆 青木香 升麻 鱉甲炙 牡蠣熬 朱砂 豬苓 香豉各四分 常山 大黃各八分

右十味擣篩為末蜜和為丸如梧子米湯下十二丸日二服漸漸覺至平復止忌人莧油膩陳臭生血等物外甚

卷五葉二十二至二十三右四方元卷數

療久雖差瘧常山酒方

常山三兩 鱉甲炙二兩 鯪鯉甲炙一兩 烏賊魚骨炙一兩 烏梅肉七枚 桃人四十九枚去皮尖別擣如泥 竹葉一握切◦集原作切 一升擣末本邀寧本

改
豉二合熬令香○案原作三合據宋本改葱白切一升
右九味细切合以酒三升漬經再宿空腹早朝温服一
合良久取吐如不吐至齋午以来服之四服如不差隔
日更依前服必差、後十日内不得喫冷水粘滑人莧
生菜飳如常梁顯處○案梁顯處三字原小書細注據宋本改 外臺卷五葉三十一右
方无卷數
加減療一切瘧無不効此用不過再服入口如神萬不一
失桃人常山丸方
桃人二兩不熬去雙人尖皮 常山二兩不熬 豆豉三兩
右三味各别擣五六百杵又和更擣六七百杵然點好

酒如黑泥。案此下至有後字據宋本興寧本刪 自成丸不飲酒事須酒
下三十丸如梧子未發前服臨發更服三十丸以手捧
之於鼻下嗅取氣便定如不得平復更服三十丸或吐
或微利勿怪亦有不吐利差者吐了仍不得漱口亦不
得喫生葱生菜果子甜物油膩等却昔飢難差比來者
〇案比原作此據興寧本改 不過再三服便差一服差者多其常山
事須直寫者。〇案山下原脫事字須下原脫直字據興寧本補 始堪使用桃人
須是毛桃人餘者亦無効致須新美不用陳者取烏梅
三枚作燎稍稍咽三五咽其藥唯一人患則少合不堪
預合無力不效今方有常山一兩桃人五七枚豉一合

恬多者佳擣常山作散訖次研桃人作泥別擣致三酒擣三五百杵次一處和擣又六百杵以來爲法服之醫人夏侯拯録之○案醫至之七字原小書細注據宋本改外臺卷五葉三十四至三十五右

方无卷數

霍亂

訶梨勒散療一切風氣痰冷霍亂食不消大便澀方

取訶梨勒三顆擣取皮和酒頓服三五度則差外臺卷六葉三十八右方无卷數

嘔吐逆

療嘔吐逆方

白油麻一大合以清酒半升〇掌升比第本作勝煎取三合看於盆得所去油麻以酒頓服之立驗無忌

又方

麻人三合熬擣以水研取汁著少鹽嚥立效李諫議用有効

外臺卷六葉四十三右二方无卷數

諸氣

燒鹽通一切氣尤療風方

取鹽花以生麻油和之以濕布一片急裹以繩子繫如打牆鏈許大置瓦子上以炭火四面燒之如火氣訖更勿加炭待火盡於訖吹扇去灰收取鹽擣破

如患心腹脹滿氣隔不通取碁子大含嚥之立差如查

訶梨勒檳榔及茶湯用此益療一切病韋特進用之極効驗

訶梨勒丸療氣脹不下食尤除惡氣方

訶梨勒　青木香

右二味等分擣篩融沙糖和眾手一時捻為丸隨意服之氣甚者每服八十九日再稍輕者每服四五十九則得性熱者以生牛乳下性冷者以酒下不問食之前後

禮部蕭郎中處得云自服大効　外臺卷七
第三十七上下右二方无卷數

久欬

療久欬兼唾血方

白前三兩 桑白皮 桔梗各二兩 甘草一兩炙

右四味切以水二大升煮取半大升空腹頓服若重者十數劑忌猪肉海藻菘菜 李子釗方 外臺卷[redacted]九葉四十 右方无卷數

上氣

療久上氣氣急卧不得方

紫蘇葉二兩 生薑 麻黄去節 杏人去尖皮[redacted]兩人者碎各三兩 ○案原脫去至碎七字據匠本補 赤茯苓 桑根白皮 葶藶子各二兩熬 橘皮一兩半

右八味切以水八升先煮麻黄去沫下諸藥和煮取二升七合絞去滓分三服每服如人行七八里久溫服之

果服後丸

又丸方

葶藶子六兩熬令紫色

右一味擣為泥丸如梧子大每食後以棗飲下十丸日

二服乾棗十顆擘碎以水一升煮取五合去滓用下丸

甚効 外臺卷十葉二十三至二十四右二方无卷數

療上氣腹內脹滿飲食不消欲作霍亂及欬嗽紫蘇子丸

方

紫蘇子 橘皮各二兩 高良薑 桂心 人參各一兩

右五味擣篩蜜和為丸每服十五丸酒飲任下若食服

膾等物有生熟氣擬似霍亂者可含棗栗許大〇案含原作牢
細細嚼取汁令消盡尤時立愈常有此藥永不（字擄迎寧本改）
患霍亂甚神効也忌生葱猪肉陳臭等物（外臺卷十葉四十五右方）

（无卷數）

〇消渴方〇案此似係原題（極要）

（極要）論曰消渴舊來以為難療古方有黄連湯牛脾丸為勝亦
不能好差自作此方以來服者皆差服多者即吐水並有
更渴之理

療消渴麥门冬丸方

麥门冬（五兩去心）乾地黄（三兩）蜀升麻（五兩）黄芩（五兩）栝樓（七兩）苦

參八兩上党人參三兩○案原脫上党二字據熙寧本補黃連五兩黃蘗五兩

右九味末之以牛乳和衆手捻作丸子暴乾以飲服二十丸日二加至五十○案原脫十字據宋本熙寧本補六十丸忌蕪荑豬肉冷水

又方

宣州黃連五兩○案原脫宣州二字據宋本熙寧本補苦參粉一斤○案原脫粉字據宋本熙寧本補知母五兩栝樓二兩麥門冬五兩去心牡蠣五兩熬上黨人參五兩○案原脫上黨二字據熙寧本補黃耆五兩乾地黃五兩

右九味末之以牛乳丸清漿服二十丸日二服加至五十丸忌豬肉冷水蕪荑外臺卷十一葉六至七右三方無卷數

極要熱中小便多漸瘦方○集此似係原題

極要論熱中雖能食多小便多漸消瘦方

生枸杞根切一升○集生枸杞根原作地骨皮據宋本醫亭本改 生麥门冬三兩去心○集原脱生字據宋本醫亭本補 黄連二兩 小麥八合 人參一兩

右五味切以水九升煮取三升八合去滓分為三服間食服之以不能多服分作四五服亦得忌豬肉

又方

人參五兩 麥门冬八分去心 牡蠣八分熬○集原脱熬字據宋本醫亭本補 乾地黄十分 知母八分 苦參二十分 黄連八分 栝樓八分

右八味末之以生牛乳為丸如梧子清漿服十五丸日

再加至四十九食以服忌蕪荑豬肉冷水

療小便多或不禁方

菟絲子二兩 ○案菟原作兔，據興寧本改 蒲黃三兩 黃連三兩 消石一兩

肉蓯蓉二兩

右五味兼雞膍胵中黃皮三兩爲散服 ○案膍原作胜，據興寧本改

服方寸匕日三服如行五里久又一服未有不差者忌

豬肉

療小便數多不定 ○案定原作足，據宋本改 日便一二斗或如血色

秘方 ○案原脫秘字，據宋本興寧本補

麥門冬八兩去心 蒺藜子三兩 甘草一兩炙 乾薑四兩炮 桂心二兩

乾地黄八兩 續斷二兩

右七味切以水一斗煮取二升五合分為三服忌海藻菘菜生葱蕪荑外臺卷十一第七至八 右四方无卷數

恐腎虛熱渇小便多除風濕理石毒止小便去皮膚瘡調

中方

升麻四分 玄參五分 甘草四分炙 知母五分 茯苓三分 牡蠣六分熬 桑螵蛸熬字據宋本醫寧本補 漏蘆五分 枳實六分炙 菝葜四分 黄連六分

右十味擣篩飲汁服方寸匕日再服以差為度忌豬肉海藻菘菜酢物

又方

栝樓八分 茯苓八分 玄參四分 枳實六分炙 苦參松三分 ○案原脫松字 攝宋本遂 家本補 甘草三分炙 橘皮三分

右七味搗篩爲散空腹以漿水服方寸匕日再服忌海藻大酢菘菜 外臺卷十一葉十八上 右二方並无忌款

渴後數飲喉逆虛羸恐成癰疽水病方

茯苓五分 栝樓六分 朮麻四分 麥门冬六分去心 桑根白皮八分

橘皮三分

右六味搗爲散清水服一方寸匕日再服忌酢物

又方

人參三分 豬苓三分 通草五分 黃連六分 乾麥門冬八分去心 ○案原脫

乾（字據宋本補）栝樓八分

右六味擣為散煖水送方寸匕日再服以差為度忌豬

肉冷水生冷等物

若已覺津液竭少浮氣如水病者方

漢防己六分　豬苓六分　栝樓八分　茯苓四分　桑根白皮十二分　白

朮三分　杏人六分去皮尖熬　郁李人六分　葶藶子十二分熬紫色

右九味擣篩蜜和丸如梧子空腹煖水服三十丸日一

服腫消小便快下為度忌酢物桃李雀肉等

葶藶丸療消渴成水病浮腫方

甜葶藶隔紙炒　栝樓人　杏人去皮尖双人熬炒黃　漢防己各一兩

右四味爲末蜜丸擣二三百杵如梧子大服三十丸食前茯苓煎湯送下日三四服

瞿麥湯療消渴欲成水氣面目并足脛浮腫小便不利方

瞿麥穗　澤瀉　滑石各兩半　防己分三　黃芩　大黃各一分　桑螵蛸炒十四枚

右七味切每服三錢匕水三升煮一升去滓空心溫服良久再服外臺卷十一葉十八至二十右五方並無卷數又案宋本與寧本無葛蘗丸瞿麥湯二方

消渴肝肺熱焦枯消瘦或寒熱口乾日夜飲水小便如脂不止欲死方

水飛鐵粉三分大兩絶礫者別研入○案原脱雞膍胵大字礫原作燥據宋本與寧本改補

五枚陰乾末入牡蠣二兩熬別研如粉入黃連三大兩去毛○案原脫大字又脫去毛二字並據宋本毉心方本補

右四味擣篩三五度鍊蜜和丸飲汁下如梧子大五十丸重者不過食時輕者手下差勿傳忌猪肉

主消渴口乾方

取黃連爲末○案原脫取字又脫爲末二字並據宋本毉心方本補好豉微暴令乾○案原脫好字又脫微字據宋本毉心方本補

右二味一處擣令成丸食後飲服四十丸日再丸稍大於常藥丸○案於原作如據宋本毉心方本改常服有力効忌猪肉

消渴能飲水小便甜有如脂麩片日夜六七十起方

冬瓜一枚 蜀黃連十兩擣為末。案原脫蜀字又脫擣為末三字並據宋本熙寧本補

右截瓜頭去瓤入黃連末火中煨之候黃熟。案黃下原有連字據宋本熙寧本刪 布絞取汁一服一大盞日再服但服兩三枚瓜以差為度一方云以瓜汁和黃連末丸如梧子大。案丸原作和據宋本熙寧本改 以瓜汁空肚下三十丸日再服不差增丸數忌豬肉冷水 外臺卷十一葉二十至二十一右三方並无卷數又案此下有「經用大牡蠣不計多少以臘日端午日將黃泥裹煅通赤放冷取出為末用活鯽魚煎湯調下一錢」一方狀經用上無又字疑非近効方始附此俟考

祠部李郎中消渴方

論曰消渴者原其發動此則腎虛所致每發即小便至甜

醫者多不知其疾所以古方論亦瀾而不言今略陳其要按洪範稼穡作甘以物理推之淋餳醋酒作脯法須臾乃皆能甜也足明人食之後滋味皆甜流在膀胱若腰腎氣盛則上蒸精氣氣則下入骨髓其次以為脂膏其次為血肉也上餘別為小便○案上餘原作其餘據宋本延壽本改故小便色黃血之餘也臊氣者五藏之氣鹹潤者則下味也腰腎既虛冷則不能蒸於上穀氣則盡下為小便者也故甘味不變其色清冷則肌膚枯槁也猶如乳母穀氣上泄皆為乳汁消渴疾者下泄為小便此皆精氣不實於內則便羸瘦也又肺為五藏之華蓋若下有暖氣蒸即肺潤若下冷極即陽

氣不能昇故肺乾則熱故周易有否卦乾上坤下陽阻陰
而不降陰無陽而不昇上下不交故成否也譬如釜中有
水以火煖之其釜若以板蓋之則煖氣上騰故板能潤也
若無火力水氣則不上此板終不可得潤也火力者則為
腰腎強盛也常須煖將息其水氣下為食氣食之氣若得煖
氣下潤上而易消下亦免乾渴也是故張仲景云宜服此
八味腎氣丸並不食冷物及飲冷水今亦不復渴○案渴字原空缺未刻據宋本熙寧本補此頗得効故録正方於後耳凡此疾與腳氣
雖同為腎虛所致其腳氣始發於二三月盛於五六月衰
於七八月凡消渴始發於七八月盛於十一月十二月衰

於二月三月其故何也夫脚氣者攤疾也消渴者宣疾也春夏陽氣上故攤疾發即宣疾愈也秋冬陽氣下故宣疾發即攤疾愈也審此二者疾可理也又宜食者每間五六日空腹一食餅以精羊肉及黃雌雞爲臛此可温也若取下氣不食肉菜食者宜煮牛膝韭蔓菁又宜食雞子馬肉此物微攤亦可療宣疾也攤之過度便發脚氣猶如善爲政者寛以濟猛猛以濟寛隨事制度使寛猛得所定之於心口不能言也又庸醫或令喫栝樓粉注注經服之都無一効又每至椹熟之時取爛美者水淘去浮者飡之○案之下原有下字據宋本熙寧本刪候心胸間氣爲度此亦甚佳生牛乳煖如

人體渴乎細々呷之亦佳張仲景云足太陽者是膀胱之經也膀胱者是腎之腑也而小便數此爲氣盛氣盛則消穀大便硬衰則爲消渴也男子消渴飲一斗水小便亦得一斗宜八味腎氣丸主之

神方消渴人宜常服之

乾地黃八兩 署預四兩 茯苓三兩 山茱萸五兩 澤瀉四兩 牡丹皮三兩 附子三兩炮 桂心三兩

右藥擣篩蜜和丸如梧子大酒下十丸少々加以知爲度忌猪肉冷水蕪荑胡荽酢物生葱 ○案葱下宋本有與字

先服八味腎氣丸訖後服此藥壓之方

黃連二十分蜀者○案原脫蜀者二字據宋本監寧本補 苦參新十分乾地黃十分 知母十[redacted]分○案原作七分據宋本監寧本改 牡蠣八分熬○案原脫熬字據監寧本補 麥門冬十二分去心○案原脫麥字據宋本監寧本補 栝樓七分一方無餘及數分並同○案原脫及數分三字據宋本監寧本補

七七味擣篩牛乳和為丸如梧子大併手作丸暴乾油袋盛用漿水或牛乳下日再服二十丸一方服十五丸患重者渴差後更服一年以來此病特慎麞鹿肉須慎酒炙肉鹹物喫索餅五日一頓細切精羊肉勿著脂飽食喫羊肉須著桑白根皮食一方云差後須服此丸一載以上即永絕根源此病特忌房室熱麵并乾脯一切

熱肉粳米飯李子等若覺熱渴加至二十五丸亦得定

後還依前減其方神効無比餘並準前方忌猪肉蕪荑

將息禁忌論 原題

夫人雖當服餌○案當原作嘗據宋本聚寧本改而不知養性之術亦難

以長生養性之道不欲飽食便卧亦不宜終日久坐皆損

壽也人欲小勞但莫久勞疲極也亦不可強所不能堪耳

人不得每夜食々畢即須行步令稍暢而坐卧若食氣未

消而傷風或醉卧當成積聚百疾或多霍亂令人暴吐又

食欲得少而不欲頓數而多々即難消也能善養性者皆先

候腹空積饑乃食先渴而飲不欲觸熱而飲々酒傷多即

速吐之為佳亦不可當風臥及得扇之皆令人病也才不逮而思之〇案宋本无才不二字傷也悲哀憔悴傷也力所不勝而舉之傷也〇案宋本並寧本並无舉之傷也四字凡人冬不欲極溫夏不欲窮涼亦不欲露臥星月下臥大寒大熱大風皆不用觸冒之五味入口不欲偏多偏多則損人臟腑故曰酸多即傷脾苦多即傷肺辛多即傷肝鹹多即傷心甘多即傷腎此是五行自然之理又傷初即不覺久乃損壽耳夫喫生肉鱠必須日午前即良二味之中其鱠尤腥而冷也午後陰陽交錯人腹中亦順天時不成癥積亦能霍亂矣

夫人至酉戌時後不要喫飯若冬月夜長性熱者須少食

仍須温軟喫事訖○案原脫事字據宋本照寧本補須搖動令食消散即不能成腳氣凡衝热有汗不用洗手面及漱口令人五藏乾枯少津液又冬夏月不用枕冷物石鐵尤損人木枕亦損人縱不損人及少年之時即眼暗也

叙魚肉等一十五件

羊肉甚補虛患風及腳氣不用喫嘔食即生薑和煑○案嘔食原作偶食據宋本照寧本改案作偶食是又猪肉兔肉雞肉牛肉驢馬肉大鯉鮎魚河肫等並甚不可食之鹿肉微冷少喫麞肉温不可炙喫令人消渴久喫炙肉令人血不行野鷄春月以後不堪喫鯽魚長六七寸以上者○案原脫者字據宋本照寧本補並益人仍

不要生喫生乾脯不可喫不消化為蟲

叙菜等二十二件

凡冬瓜食之下氣唯腳氣相宜令人冷中不可多喫能下積年藥力甚損人久服令人虛壞筋骨萵苣令人冷中久食芹骨頭生於水令人髮鬢白蘭香胡荽芸薹三物不益人也甘菊枸杞菜發丹石少喫即溫多即冷紫蘇薄荷荏葉水蘇溫中益人苜蓿白萵牛蒡地黃苗甚益人長喫苜蓿雖微冷益人堪久服凡菜皆取熟喫不可生喫損人雖雖葷不同五辛溫中補筋骨可食葱調諸候但少喫無妨多食令人虛冷韭從二月以後青稍長煮喫甚補至四月

亦熱

上旬止不可食從七月二十日後方漸堪喫至九月後冷

兼有土氣蘿蔔消食下淡澼甚宜人○案淡原作痰據宋本改生熟

喫俱善斜蒿不甚益人亦無損蔓菁作菹令黃堪喫芥葵

熱動風傷筋骨蒜傷血損藥不可食葵性滑夏及不堪食冬

暴乾熱時煮用○案熟時宋本作熱時蘿蔔作菹下之利大小腸

醋鹹並傷筋骨尤須節之不可縱性

敘米豆等九件茶酒附○案附下原有之字據宋本删

白米甚益人小豆菉豆白豆並動氣仍下津液少喫任意

大豆甚下氣益人久服令人身重蕎麥不可食小麥麵喫

之令人動熱不可頻食之大麥麵甚益人性小冷發癖氣

漢三國六朝唐宋醫方　西夏

粳米性、南中溫。案原作南中溫濕溫濕二字小書佃注宋本與掌本无濕字溫字大書今據刪改

茶不可多喫熱溫煮藥代之酒有熱毒漬地黃丹參夫豆即得飲之以上並是祠部方法亦一家秘寶也。案並原作遂據宋本與掌本改　外臺卷十一第二十九至三十四上

近効方未分巻之中

鬼魅

大麝香丸療積年心痛尸疰蠱毒癥癖氣承心作○案承原作乘據醫宮本改又三十一卷亦作承

兩肋下有塊溫癉精毒氣魅案據二十卷加邪氣或悲或哭蚯蚓蜂等所

螫並療之方○案三十一卷作蚯蚓蜂螫等方無所字及並療之三字又螫等字照宮本作等螫

麝香研○案研字據三十一卷加 牛黃研○案研字據三十一卷加 藜蘆炙 朱砂研○案研字據三十一卷加 蜀當歸○案三十一卷無蜀字 茯苓 桔

梗 鬼箭羽 金牙 烏頭炮 桂心 吳茱萸 貫

衆 丹參各一分 吳公去足炙○案三十一卷去上有二寸足下無炙字 乾薑 人參 虎骨各二分炙○案三十一卷作大虫骨分下無炙有炙字

鬼臼半兩 芍藥 雄黃各一分半 巴豆二十枚去心皮熬 蜥蜴半枚炙○案三十一卷枚下有去甲二字

右二十三味擣篩蜜和丸如梧子以飲下三丸至辰時○案三十一卷無丹參鬼臼二藥作二十一味此所引文稍異同別錄如後

右二十一味擣〻篩蜜和丸如
梧子桐子飲下二丸以利
下（三字案底以利下三字據此本補）如未下
以熱飲投之即利三行
後以酢飯止之即定然後
煮飯葱韮食之忌冷水
猪肉如蚍蜉蜂蟹取一丸
研和塗之即差精魅狐狸
之屬拋磚瓦或如兵馬行
夜發者是鬼魅無早晚
每日服二丸只三兩日即
差仍每日燒一丸熏身體
衣服無忌以三五丸用緋
絹袋子盛帶左臂上
辟大蟲毒蛇精鬼魅氣
等病（外臺卷三十一葉二十七至二十八右方無卷數）

下利若不利熱飲投之即利三兩行後冷醋飲止之即
定然後煮葱食之勿食冷水明日依前服之永差忌熱
麵生菜柿子梨等蚍蜉蜂蟹取一丸研破和醋塗之便差
精鬼狐狸之屬拋磚瓦或如兵馬行夜發者是鬼魅無
早晚每日服前藥兩丸只三兩日服即差仍每日燒一
丸熏身體及衣裳宅中燒之亦好無忌人以三五丸緋
絹袋盛繫左臂上辟虎毒蛇諸精鬼魅等忌狸肉生血
物猪肉生葱蘆笋（外臺卷十三葉四十四至四十五右方无卷數 ○案可与左方互參）

○白虎

論曰　白虎病者大都是風寒暑濕之毒因虛所致將攝失

理受此風邪經脉結滞血氣不行畜於骨節之間或在四
肢肉色不變其疾晝靜而夜發發即徹髓酸疼乍歇其病
如虎之嚙故名曰白虎之病也外臺卷十三葉四十六 右論无卷數

療白虎方

炭灰五升無炭灰桑灰亦得沙羅羅之一遍 蚯蚓糞一升持之 紅藍花七捻佳口
案原脫佳字擣歷寧李補
右三味一處攪和熱令均好取釅醋攪之拌令浥浥以故
布三四重裹分作四分更互當所患處熨之口案更互原作更當擣歷寧李改
數數轉勿住手換之冷熱得所寧令小熱不得
作瘡瘡即復熱令熱口案復歷寧本作報 又熨之並用後咒法

即

曰青傀皮青毛出黄傀皮黄毛出赤傀皮赤毛出白傀皮白毛出黑傀皮黑毛出急出吾口神吾口聖唾山〻崩唾石〻裂得汝字汝不去斫頭斫頭急〻如律令其咒法先令人唾痛處以手按之不住手便即誦此咒不限遍數以差爲傳尚誦咒不得令病人及傍人聞咒須先淨漱口潔淨良効無比千金不傳

療風毒腫一切惡腫白虎病並差方

取三年釅酢五升熱煎三五沸切葱白三二升煮一沸許即爪籬漉出布帛熱裹當病上熨之以差爲度

療白虎方

猪肉串三 大麻子一合 酒半盞

右三味和麻子口含嚼上將猪肉三串手擘向痛處末

去呪曰相州張如意張得興是汝白虎本師急出呪訖

將肉安床下差送路頭神驗 外臺卷十三葉四十六至四十七右三方无卷數

諸風

薏苡人湯療諸風方

薏苡人五合 萎蕤 生薑 茯神各三兩 生犀角末二兩 烏梅七枚 麥門冬去心 竹瀝各三合 白蜜一合

右九味切以水八升後煮取二升七合汁絞去滓內竹瀝白蜜攪調細細飲之不須限以迴數多少亦不限食

前食後亦不限晝夜冷暖盡又合服亦不限劑數多少
此飲但合服勿絕尤佳以防風候忌食米醋油脂陳敗
難消等物以前方療暴風手足癱瘓言語蹇澀神情恍
惚遊風散走或出諸四肢痺痺有不穩似緣風候即
合之十日服一劑甚佳吳昇處 外臺卷十四葉八右方无卷數

療熱風衝頂熱悶方

訶梨勒一枚取大者 芒消三昔一合兩味
右三味擣訶梨勒為細末并芒消於醋中攪令消摩塗
熱處日一二度 外臺卷十五葉三十一至三十二右方无卷數

白朮附子湯療風虛頭重眩苦極不知食味暖肌補中益

案外臺卷三十一葉三十三引近效腎瀝湯入本書卷七下此方宜移置原方後或刪去待斟

精氣又治風濕相搏骨節疼痛不得屈伸近之則痛劇汗出短氣小便不利惡風不欲去衣或身微腫者方

白朮三兩 附子二枚炮 甘草二兩炙 桂心四兩

右四味切以水六升煮取三升分爲三服日三初服得微汗即解能食復煩者將服五合以上愈忌海藻菘菜猪肉生葱桃李雀肉等 此本仲景傷寒論方 外臺卷十五葉三十七下右方無差數

除風下氣強腰腳明耳目除痰飲理榮衛永不染時疾諸風著已上 本書腎瀝湯方

羊腎一具 桂心一兩 人參 澤瀉 甘草 五味子 防風 芎藭 黃耆 地骨皮各二兩 茯苓 玄參 生

薑各四兩口案以上據千金方補千金有當歸芍藥礜石據宋臣校注刪獨活牛膝各二兩半麥門冬二兩丹三五兩

為煮散，都分二十四貼，每貼入生薑一分、杏人十四枚

水三升，煮取一升。已上本書外臺千金方卷十九葉二十四至二十五右方據宋臣校千金注補

風瘙

療風瘙方

生葱一大束三尺以上圍者，并根鬚，鹽三大升，以香

漿水三石，煮取兩石，并大斗，於浴斛中適冷熱浸，雖

積年患者，不過三兩度，浸必差。外臺卷十五葉四十三右方原無卷數

療風熱結瘙，搔之汁出，癢不可忍方

麻黄根五两 蛇床子四两 蒺藜子 礬石各二两熬 白粉二小升

右五味擣篩，生絹袋盛，痒即粉之，此方甚良。外臺卷十五葉四十八上

右方无卷數

轉筋

療腳轉筋及渾身轉筋方

煖水稍热於浴斛中坐浸，須臾便差。出湯沃雪 外臺卷十六葉十二

右方无卷數

·腳氣

療腳氣方

附子五两炮 甘草五两大炙

右二味並細剉以水五斗煎取二斗半置盆中以版子闊三寸許橫湯上其水面平腳踏版上以湯將腳水冷即休此湯可四五度用腳氣永除此方極驗

桑煎療水氣肺氣癰腫兼風氣方

桑條二兩並用大秤大兩○案原作二兩亦用脫大至兩四字據證類本草補又案小島氏校云本草圖經引桑條二兩用大秤大兩政和本大條兩作七兩

右一味細剉如豆以水一大升煎取三大合如欲得多造准此增加先熬令香然後煎每服肚空時○案原脫時字據圖經補喫或如茶湯或羹粥每服半大升亦無禁忌

本方云桑枝平不冷不熱可以常服療遍體風癢乾燥腳

氣風氣四肢拘攣上氣○集原作乞氣據此寧本圖經改眼暈脇氣欬嗽

○集圖經无欬字銷食利小便久服輕身聰明耳目○集原作輕悅耳目據此寧本圖經改補

令人光澤兼療口乾仙經云一切仙藥不得桑煎不

服出抱朴子

桑枝細切一小升

右一味熬令香以水三大升煎取二大升一日服盡

問食前後比服只依前方外臺卷十八集二十二至二十三右三方无卷數

救脚氣衝心此方甚効

檳榔人六顆○集原脫人字據此寧本補

右一味擣篩取童子小便半升微溫和末強半頓服如

一炊久不得轉動更取半准前服之盡得通即好甚良
療脚氣擡肩喘并脚氣衝心方
烏豆二大斗 〇案原脱大字據熙寧本補
右一味以水五大斗煮斟酌有一斗半即休分向兩故
瓷瓮中以兩脚各於一瓮中浸遣人從膝向下捋之捋
百遍以來必差如無瓷瓮取故瓦瓮不滲者亦得極重
不過更浸一度必差 房諮李用極効
加減青木香丸方
崑崙青木香六分 大腹檳榔人七分 〇案原脱人字據熙寧本補 桂心
四分 芍藥六分 枳實七分炙 大黄十分

右六味擣篩蜜和爲丸如梧子大以酒若飲任性服十五丸日二服稍稍加至大便微微通較爲度忌生葱已前方療一切脚氣發上衝秘悶有所不快即服三兩日取宣通亦療卒心痛腰腎間冷膿水服亦佳吴昇方

療脚氣上衝心狂亂悶者方

赤茯苓十二分　漢防已八兩　芍藥十分　檳榔人十二分　甘草八分

炙郁李人十分　枳实炙八分　春著大黄十四分　冬著牛膝十二分

右九味擣篩蜜和丸如梧子空腹清酒服十五丸日再服漸加至二十丸以微通洩爲度利多減丸冬則去大黄加牛膝若倖中虛弱者去大黄加牛膝服之得其藥皆

須州土上好者惡藥服無益忌海藻菘菜酢物生冷油

膩雞肉熱麵粘炊飯及陳臭雞消之物一切勿食

療脚氣衝心胸氣急及水氣臥不得立驗方

曺州葶藶子四分好者紙上熬令紫色別擣以膏紙裹兩頭子合床脚下壓去油○案原脫曺州二字又脫紙上二字又脫別至油十六字據醫寧本補　杏人四分去尖皮兩人切碎紙上熬令黃擣如膏○案原脫去至膏十五字據醫寧本補　甘草炙四分　海蛤四分別研以麪　郁李人四分去皮小如麻子大別擣○案原脫去至擣九字據醫寧本補　漢防已五分　吴茱萸二分　檳榔人六分　大黄七分

右九味擣篩為散合研令調和取蒸餅中與膏二分去皮攪和白蜜少許更於臼中擣一千二百杵○案臼中原作日中

據照寧本改方止空腹一服十五丸以梧子漸〻加至下泄為度服良久待丸散後可食忌海藻菘菜

准前狀常服方

白蒺藜子取一大升[redacted]麤切諫去角觜去浮怯者數○案原脫取至熬十六字作一升炒去刺五字據照寧本改補 五味子八分 牛膝八分 杏人一小升去皮尖雙人切碎熬黃白色別擣丸泥然可入和散○案一下原脫小字又原脫至去散二十字作一升二字據照寧本改補 枳實八分

甘草五分碎破炙 人參八分不用亦得 車前子二兩 桑根白皮一兩 通草一兩

右十味擣篩蜜和丸以梧子空腹一服十五丸漸〻加至二十五丸日再服亦得酒飲任情服良久待散可食

忌海藻菘菜牛肉热麺 潘玠待御襄城録留外甚卷十八葉四十五至四十七右六

方並无卷數

療脚氣兩脚腫滿累破衝心衆醫不差方

小便三大升○案原脱大字據宋本照寧本補 桑穰三大斤○案原脱穰字又脱大字據宋本照寧本補

右二味相和煮三五沸將浸脚日三四度極神効其藥於水盆中盛下著火煖之如池凳法周迴泥塞然後浸脚將使汗出立効 外甚卷十九葉七至八右方无卷數

水氣

療水氣方

商陸根去皮取白者不用赤色切如小豆一大盞

右一味以水三升煮取一升以上爛即取粟米一大盞煮成粥仍空腹服若一日兩度服即恐利多每日服一頓令微利不得喫生冷等外臺卷二十葉二十八下右方无卷數

眼

療眼赤痛眼漠〻方

消石研末於眼四角各點一粟許須臾拭淚出便睡〻覺以煖水洗又明目

療眼赤痛及眼睛上瘡方

秦皮一大兩以清水一大升於白瓷椀中浸春夏一

食久以上看碧色出，即以筯頭纏綿點下碧汁，仰卧點所患眼中，仍先從大眥中滿眼著，微痛不畏，量久三五度，飯間即側卧瀝却熱汁，每日十度以上著，不過兩日差。忌酢、蘿蔔。李諫議近効方 ○案李至方六字原小書細注，據宋本改

敕賜源乾曜赤眼方

生石蜜　朱砂光明者　石鹽　芒消　鹽碌　石決明去麤皮細研，各六分　蕤人三百顆　黃連宣州者　細辛各一兩　烏賊魚骨長二寸，去甲

右十味，擣篩，細研，欲著時，少少取白蜜和，置眼兩大眥

中如菉豆許大仍不避風日唯破及枯陰與亞墨萬金

不傳忌猪肉生菜外甚卷二十一葉十下至十一右三方无卷数

療眼中一切諸疾盲醫天行風冷熱胎赤淚出常漠漠○案漠漠避字本作膜膜不多見物唯不療睛破餘悉主之方

石膽一兩蒲州解口出光明者○案原脫蒲至出五字據避寧本補波斯塩綠一兩色青陸兩中量乾不還者是○案兩中原作兩中又脫量字據避寧本改補真石塩二兩硇砂二分以上四味各別研○案硇砂宋本作硇砂秦皮三兩蕤人三兩研膏○案膏字原作三日二字據避寧本改烏賊魚骨一兩去上甲別研細辛一兩防風三兩馬蹄決明三兩七孔者仍以煖水刷洗去上細片數過用○案原脫刷字又細片原作細皮據避寧本改補鉛丹一兩黄連口者三兩口口者○案原脫口口者三字據避寧本補

右十二味草石藥合擣篩唯似粉仍以重絹羅重篩訖
以白蜜於火上微煖去上沫取下清者加之作塊○案加之
原作和之據幽亭本改更擣千杵以油臈紙裹之亦取瓷瓶子盛
貯勿使見風可得多年不敗每欲著以兩米許硬和少
許蜜稀稠如熟麵胡○案稠原作攜胡字未刻空缺並據幽亭本改補篦子頭
分置兩眼眥至夜仰卧枕之合眼至明不歠口含清漿
和一豆許鹽鹽消吐洗眼不避風日未差之前忌食麵
羊肉醬果子葷辛○案原脫葷辛二字據幽亭本補生菜蘿汁苜蓿蒿
苣韲鹿○案原脫韲鹿二字據幽亭本補惟羊頭蹄肝咨鹽下餘並不
得食○案幽亭本无食字至著後復更七日慎之過此一任喫食

○案喫食原作與食據延寧本改每日一度著藥甚妙外臺卷二十一葉二十一至二十二右方无卷數

療熱風暴赤瞼爛生瘡或疹或疼或痒或痛久患虛熱遠視不明嘀若隔綃看花或服石乳發動沖熱淚出白睛赤紅腫脹淚裹眼珠皆是腸實熱腎藏已虛宜先服竹葉飲子治之然後可點藥凡患眼有瘀睛目疼痛者皆不得以辛辣藥點之幸請留意詳思不得措手比見投方點藥未曾試驗酸毒不諳○案原脫酸至諳四字據延寧本補各說異能競施眾療微有瘡障似瞖者○案瘡障原作瘃障據延寧本改或有庸人不審眼珠厚薄乃將針穿豆爪甲摩之傷敗非一今輒附數方百無一

失且服之不令吐利點藥不痛不疾將攝既有所傷疾苦
豈能不愈如前病狀宜服此竹葉飲子除風客熱累殄惚
疾痛睛赤目黃淡淚熱淚兼理石乳天行眼疾方
竹葉一握　乾葛三兩　地骨白皮　蕤芑各五兩　甘草炙三兩
右五味切以水二大升煎取半升去滓內車前子三兩
分三服一日令盡皆食後服之良不過三劑眼中疾痛
歇次得點藥一無疾痛神効前方亦須傳藥抽熱毒風
不然恐尋經脈入眼熱深入亦難差也又取羊肝一具
或猪肝亦得猪肉精處亦堪取三斤皆須破作手許大
片厚薄亦如手掌候其疾處或從眼後連耳上頭或有

從眉向上入頭掣痛者火急新汲水中漬令極冷貼其
疼痛脉上及所患部分俟肝或肉稍暖徹則易之須臾
間其肝肉等並熟如煮來者豈不是熱毒之候出也此
即損眼之禍又恐三辰齋忌之月。案三辰恐無肉以多本作三長
大豆還作四五替如漬肝肉法更互熨之其疼痛忽連
鼻中酸辛者並是難差之候亦宜急覓吳藍莖葉擣如
泥傅痛處亦有差者十得三四凡是此患不宜久忍痛
若淫入於眼中漸成痼疾
療眼睛不疼亦不痛上下瞼赤風痒生瘡淚多者宜點此
藥方

䗪人四十九枚去毒皮研胡粉如碁子許大上火燒看赤变为金色

右二味各別研取好真酥如杏核許大都一處和研令

勻入銚腦香如大豆許大三粒熟研令消○案原脫熟字據醫心方本補宜油帛裹或銅合子盛之勿泄氣傷風則不堪用或

有小兒胎赤並宜用此方且不疼痛亦不損眼大人久

患赤痛爛瘡者宜先取塩花或好白塩一方寸匕醋漿

水不用純酢中〻者○案純酢醫心方本作絶酢一大升煎塩三五沸

則○案原脫則字據醫心方本補綿濾取汁欲夜卧先以清水洗眼次以塩湯洗之拭

令眼乾次以爪甲挑取麻子許多藥塗眼大小眥任眼

開合○案住原作任據醫心方本改任須臾少淚出眼中涼冷狀若人吹

不經三日內其赤便差視物漸明恐眼中忽有刺眯○案眯原作眯據醫方本改毛刺眼者速令一人以鑷子摘去之亦令人眼赤淚多碜痛○案亦令人眼赤淚多原作否例痛令眼淚多據醫方本改補若不除之逕棄終無益耳

凡目疾不問少長男女等所忌有五一房室二麪酒三目衝風冷霜雪向日遠視四哭泣嗔怒五終身不用喫生五辛蕎麥葵菜若因疾犯者則疾深難療幸細意將慎有無一失故具五忌也

療眼赤腫熱疾淚出燒人皮肉不可堪忍或石乳發動連睛疾悶不歇不發頭痛增寒臉赤瘡爛無所見物白膜覆

黑珠或因天行斑毒入眼無所見者一切藥並不可著唯
宜用此瀝甚驗萬無○失一方
千歲虆汁一名蘡薁藤汁也不問春秋冬夏比採其
莖剪去上蒼皮麁細如大母指大者即得截斷可長
六七寸取一銅器或瓷器中盛水三五升漬之一食
頃其頭向乳汁出可長半寸許取此汁將為細末以
小杖子挑取如黍米注目眥任眼開其翳□然漸消
落人耳中塞濕者暴令乾如穀葉法注□□如小粟
許每夜一兩上注之甚良此方夏侯拯處傳○案原闕四行脫為至
傳六十一字
據幽寧本補

瘵眼中一切諸疾青盲翳者天行風赤無端忽不見物悉
主之此方兵部侍郎盧英亦傳價重千金
石膽研 波斯鹽綠研 石決明 烏賊魚骨去甲 鉛丹
細辛 濃沙各三分○案小島氏云濃沙硇砂一名見本草 蕤人碎三兩 防風
三兩末 秦皮二兩末○案末原作支據宋本改 馬蹄決明二兩淨
右十一味搗散及研篩避風煮以白蜜鍊濾使淨和訖於
臼中更搗五七千杵以油臘紙重裹之重合盛勿令見
風可經百年不敗合之不欲見雞犬與烏雀婦女及孝
子穢惡之類仍取臘月合之有患取米粒更和上塗次
稀食飯後卧點之衝風行亦不畏每日點以差即止夏侯極處

傳

凡自天行病後皆不得食葵麵生五辛蒜麥魚膾毒物

傷目就中更犯房室加之疾痛連眉乍疼乍癢鬢邊脈掣

微似憎寒愚醫不曉遂妄針灸兼服補藥因茲失明或有

先服英乳之人亦同斯疾宜即將理不得妄服湯丸甘苦

酸辛須知此熱只如腎風虛損人瞳脹大無瞖而便失明

假如肝藏熱風筋膜遮睛生瞖醫宜服甘草平苦味之

藥辛酸溫熱入口發其風毒唯宜傳薄青散熱氣自除少

飲湯方攝理不盈三劑日漸痊愈吐利湯鍼灸不得妄施

準狀宜服後方○案原脫準狀二字據聖惠本補 療天行從因犯食無失

明兩發發脉擊熱疾兼頭痛憎寒天陰即發及先食英乳者

方

前胡三兩 生麥門冬五兩去心 竹葉一握 甘草二兩炙 梔子二七枚

乾葛 萎蕤三兩 漏蘆各三兩

右八味切以水三大升煮取一大升分作三服神驗良

忌海藻生菜

鼢鼠土膏療眼疾脉擊連耳熱疾不可堪者

取田中鼢鼠土二升〇案田中鼠作口中擾此字本改 青木香一兩 大黃五兩 白斂二兩 寒水石六兩

右五味擣篩為散用熟豬白酒和如稠餳為痛擊處摩

之如手掌許傅之乾即易至平旦午即止神効無比

眼有倒睫毛或折在瞼中○案瞼原作臉以意改下同聚生刺入白睛唯覺痒悶漸赤膜起連上下瞼多赤生瘡若掣刺黑睛側淚出似白翳出若刺著瞳人令眼疼痛磣澁不欲見明連鼻酸痛○案酸原作痠據幽寧本改菓膜掣疼此多損傷宜速救療其法如左

若欲療之者皆取平晨日未出之際令一眼明人把鑷子拔之去倒睫毛勿使毛斷連根去之下手十減八九疼痛立止至夜點用千歲蘽汁三五日將息方得平復點首生男乳汁良若點辛辣之藥從此傷敗

實可痛哉慎風寒日月光及煙火房室五辛一月内

即差

凡是黑睛及瞳人瑩薄有瘡翳皆不可用辛辣及温藥洗

之並是害眼之兆宜用秦皮湯洗之方

秦皮一两 梔子人二七枚 淡竹葉一握

右三味切綿裹以水一大升半○藥原脱大字據照本補著銅器

中煎三五沸以綿濾取洗眼切須淨器物盛之外臺卷二十一葉三十八下至四十三下右九方並无卷数

喉痺

療喉痺方

大附子一個刲去皮作四片

右一味以蜜塗火上炙稍熱即含咽汁甘盡又取一片準前含之已作頭即膿出未作頭立消神驗忌豬肉冷水

又方

朴硝一兩細細含咽汁一食頃差

若腫全盛語聲不出者方

大附子一枚炮令裂削去皮切如豆〇案原脫令字據山亭本補

右一味含一塊咽汁半食間即差爲頭出得忌豬肉冷水外臺卷二十三葉十七至十八右三方並無卷數

催兒産書

産難

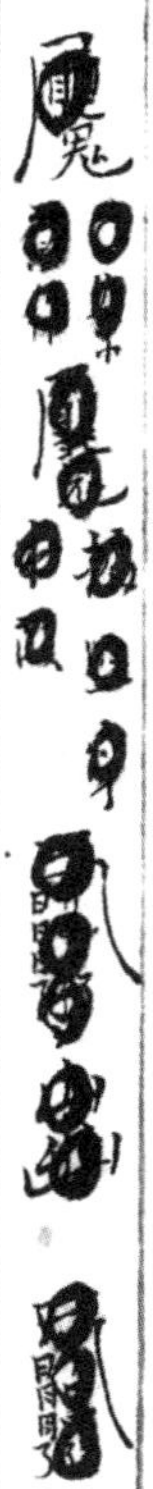

療喉痺喉咽塞喘息不通須臾欲絶神驗方

馬藺根葉二大兩 □葉原脱大字 據醫方本補

右一味切以水一大升半煮取一大盞去滓細細嚥須臾即通消石草亦療通法分兩亦同 外臺卷二十三葉十九右方无卷數

近効方未分卷之下

發背

凡發背皆發出自腸胃流入五藏仕流多勝氣爲主或有先服乳石并熱肉麪并失饑房室過度皆作此疾縱多不曾服乳石先代服亦有此病或有下里人服麪過度亦有患者請依後方萬不失一發背亦覺有腫即須審看根硬軟如硬頭一點白燒四邊紫黑色時掣痛增亦不食狀若天行此石癰知是此狀即須當上灸一百壯艾炷大如鼠屎許大凡發背初亦一點白四邊赤色漸亂長大○案漸〻亂原作漸〻擾章本改迴或盃盞并碗許大四邊生飯漿小〻瘡如粟米

錄

許大小時時抽掣痛此兩狀皆是死病十日內堪醫。案十日內原作一日內據此本改十日以外不濟既中冬月得此病即迎得三五日其發背初覺即須當頭灸二十一壯如盃許大即五死灸之各二十一壯仍服牛蒡子栝樓葛粉等二服犀角湯瀉之不然服犀角丸亦得大效也忌梨鯉魚麵酒肉漿水粥莫鴻臚賈顯錄

凡發背候憎寒壯熱多好拘束或口乾不用食瘡初出如青紫色者最重赤者輕膿水稀泔者極重膿稠白赤者輕

張道士昪玄房陵口錄留

療惡寒嗇嗇似欲發背或已生瘡腫隱軫起方。○案軫原作瘮據此

寧本改

消石三兩

右一味以煖水一斗和令消待冷取故青布疊三重可似欲赤處方圓濕布搨根抜即換之頻易差

療發背及一切毒腫方

生麻油六合 黄丹二大兩半。案原脫大字據寧本補 地膽兩錢擣碎篩

生栗子四十九枚取大小中者熬焦去皮碎篩

右四味和於銅器中盛用炭火重湯煎候沫溢出與器口欲平取小麥一合分二人嚼取筋急內藥中攪使與相和膏稀下安銅器冷水中成膏訖以故綿塗膏貼所

苦處晨夕換膏

療箭瘡定訖令生肌方黃四員外云極効

麝香兩錢 桑皮灰半兩 生麻油六合

右三味依法和用火重湯上煎十餘沸稀稠前藥相似

取故帛塗膏○案帛原作綿據此亭本改 貼瘡上膏漸取瘥藏唯得

喫白羊頭肉但是豆並不得喫餘如藥法

療癰腫犀角丸主腸癰乳癰發背一切毒腫服之化為水

神驗方

犀角十二分 蜀升麻 黃芩各四分 大黃五分 防風四分 巴豆

二十二枚去心皮熬 人參四分 當歸四分 黃耆四分 乾薑 藍 黃連

○犀角丸療癰腫腸癰乳癰發背一切毒熱腫服之腫膿化為水神方

犀角屑十二分 川升麻 黃芩 防風 人參 當歸 黃耆 乾薑（一作乾藍） 蓼實 黃連（一方無） 甘草炙 梔子各四分 大黃伍 巴豆二十四枚（去心皮熬）

右十四味如法擣篩蜜和更擣三千杵丸如梧子以飲服三丸至五丸以利為度或不利投以熱飲如利以冷漿水粥止之未差每日服一丸以意量之腫消散為度若下黃水或腫輕皮皺色變即是消候忌如藥法効驗不可論之 外臺卷二十四第二十一葉 八右方 九是數

甘草炙 梔子人各四分

右十三味擣為末別擣巴豆成膏内末和以杵研擣令相得鍊蜜和搜更擣二三百杵熳湯服三丸如梧子得利三兩行喫冷粥止 不差不利加至四五丸初服取快利後漸減丸數取鴨溏微泄為度老小以意增減腫消及和潤乃止利却黃水即覺輕皮皺色變一切腫皆内消神驗不可論 忌熱麵蒜猪肉蘆笋魚海藻菘菜生冷粘食 以上並主發背 外臺卷二十四第三十八至四十下右 論幷方 醫心方無卷數 ○此一方與下方互參

○諸痢

療冷痢方

肉豆蔻五顆合皮研 甘草二兩炙

右二味切，以水三升煮取一升半，頓服之。戶部李尚書處得，云療洩痢極者有効，自用得力。

療久洩痢方

赤石脂擣作末，和麵作餺飥。○案：餺飥原作餵飥，據證類本改。空腹服一碗，以下不過兩頓。善老人尤佳。体中先熱者不可服之。以上二方新附外臺卷二十五葉十一上。右二方並无卷數。

療痢無問冷熱神驗黃連丸方。○案：三十一卷引此方云黃連丸療痢無問冷熱，並之王方。

黃連一大兩。○案：原脫大字，據證類本補。茯苓二小兩。○案：原脫小字，據證類本補。

阿膠一小兩，炙。○案：原脫小字，據證類本補。又案：三十一卷引此方二味同，脫字同，惟阿膠下无炙字。

右三味先擣黄連茯苓為末以少許水鎔阿膠和為丸衆手丸之暴乾量患輕重空腹以飲下三四十丸漸加至六十丸不過五六服必差常用之極効曰案二十一卷作右三味擣篩以水消膠和衆手丸暴乾量輕重空腹以飲下十五丸日再以差止甚効外臺卷三十一葉二十九上右方無卷數

療苦下無問冷熱曰案苦北宋本作若及膿血痢悉主之方

生犀角屑 黄蘗各二兩 黄連 苦參各三兩

右四味擣篩為散以糯米煮作飲莫令生每日空腹服一方寸匕日再服便差勿輕之此方於度支王郎中處得曾用極効肘後有奇歸云應侍郎家方產後痢佳外臺卷二十五葉十八右二方无卷數

治卒下血不問丈夫婦人立効牛角䚡灰散方曰案䚡原作鰓據北宋本改

黄牛角鰓○一具，燒赤色出火即青碧 行準案此鰓亦當作䚡

右一味爲細散食前漿煮酸汁和二錢匕重者日三神驗 外臺卷二十五葉二十四 右方元卷數

療赤白痢日數十行無問老小方

甘草二兩炙

右一味切以漿水四升煮取一升去滓頓服之 外臺卷二十五葉三十二下 右方元卷數

新附療久痢及痢痔諸方不差者此方必効

楝樗根白皮不限多少當取時不宜見狗及風 ○案不限原作不拘據熙寧本改

右一味細切擣爲泥取細麵 ○案原作麵 葛氏改作麵誤 小捻作餛飩

如小麥，勿令破，熟煮，吞七枚，重者不過七八服，皆空腹服之。忌油膩、熱麵。〇案：原脫"忌至麵"五字，據此本補。

痡痢晥夜無度者方

取櫻根濃汁一雞子殻許

右一味，以和粟米泔一雞子殻許，灌下部，再度即差。其驗若神。小孩兒減半用之。醫人褚球録上。外臺卷二十五葉三十六右二方无卷數

諸淋

療淋方

葵子一升

右一味，以水三升，煮取二升，去滓，分溫再服。〇案：原脫"再"字，據此補。

寧本補相去如人行十里無所忌。案原脫相至忌十字，據巡寧本補↓煎茅根飲之亦佳。案茅至佳七字原小書回注，據巡寧本改

又方

人參六分 厚朴炙三分 粟米二合

右三味，切，以水三升，煮取七八合，以新布絞去滓，分溫三服，服別相去如人行七八里，久忌食生冷等物。案七下原脫八字，又脫久至物七字，並據巡寧本補

又方

茯苓 地骨皮各三兩 甘草炙 黃芩 前胡 生薑各二兩 麥門冬去心八兩 竹葉切一升 蒲黃二兩

右九味切以水九升煮取二升六合。案原脫取字據照寧本補去滓分為三服服別相去如人行七八里久忌熱麵油膩海藻菘菜酢物等。案原脫服至等二十三字據照寧本補 外臺卷二十七葉八右三方無卷數

療熱淋日夜數十度喫藥不差方。案喫原作服據宋本照寧本改

空腹服井花水一二升必差常特進鴻臚進用如神效方。案常下原脫特進二字據照寧本補 喫水了後行六七百步甚良 外臺卷二十七葉十六下右方無卷數

大小便

療大便不通方

用猪脬和少蜜於鐺中熬令熟稠丸如棗大內下部中即差 外臺卷二十七葉二十三下右方无卷數

療大小便不通方

合硝石吐去水 外臺卷二十七葉十九右方无卷數

療小便不通數而微腫方

取陳久筆頭燒作灰和水服之 外臺卷二十七葉三十三右方无卷數

療尿淋方

取麻鞋乳帶及鼻[redacted]根等唯不用底須七量 ○案量原作輛

擣碎穿以水七升煮取二升分二再服 外臺卷二十七葉四十八右方本段无卷數

甲疽

療甲疽瘡神妙方

雄黃堅好者細研如粉○案堅脱細至粉四字據監亭本補 蛇皮燒灰

右二味等分更和研之 先以溫泔清浸洗瘡令軟以尖刀子割去甲角入肉處○案肉原作内據監亭本改 裛衣乾取藥英粟許大以敷瘡上用軟帛裹之○案帛原作綿據監亭本改 半日許藥濕即易之一日許即永除其先痛者敷藥訖一日飯頃○案原脱口字據監亭本補 即直痛定○案直原作宜據監亭本改 差訖一二日勿著窄靴鞋若能斷酒及豬雞魚蒜麵等其效愈速○案速原作遠據監亭本改 其藥不過三四度易○案原脱易字據監亭本補 永差

蕭十四郎中有効　外臺卷二十九葉四十六至四十七右方无卷數

肉刺

療肉刺方

以黑木耳取貼之自消爛又不痛宜以湯浸先微刮去上者○案先至者六字原作木耳軟三字據四庫本改補乃用之　外臺卷二十九葉四十七右方无卷數

疣子

療疣子法

以墨塗之不過五度即差

又方

以屋溜下水渲疣上 常給事方 外臺卷二十九

凡葉五十一 右二方无卷數

諸丸方

加減麻人丸療積年患氣不能食飲兼食不消化風氣冷氣熱氣衝上痃癖氣並亂在氣發動並療之服經三四日自覺有効方

蜀大黄錦文者四兩 人參二兩 大麻人二兩 訶梨勒皮四兩

右四味擣篩依法以蜜和丸每服十丸二十丸增減以意量之以溏利爲際亦不損人雍州王長史常服三十餘年八十歲萬病皆無（自無）所忌補理腰腳服經七八日腰臍先冷者即下膿水腰腳輕健以酒飲下之並得

三黃丸療五勞七傷消渴不生肌肉婦人帶下手足寒熱

主一切熱方

春三月用　黃芩四兩　大黃二兩　黃連四兩

夏三月用　黃芩三兩　大黃一兩　黃連四兩

秋三月用　黃芩六兩　大黃一兩　黃連二兩

冬三月用　黃芩六兩　大黃一兩　黃連三兩

右三味隨時月擣篩蜜和丸如梧子日服七丸諸病悉

除　外甚差三十一葉二十九至三十右二方无差數

諸散

腎瀝湯煮散主除風下氣彊腰脚明耳目除痰飲理榮衛

本方未見差と中有撮千金方治腎瀝湯方宜互參

永不染時氣諸風疾方

黄耆　芎藭　茯苓　五味子　防風　澤瀉　獨活　玄參　人參　牛膝各六兩　麥門冬去心　地骨皮各八兩　桂心　甘草炙三兩　丹參五兩

右十五味切以大豆分作二十四貼，貼著生薑一兩切，杏人十四枚去尖碎，以水三升煮一貼，取一升，去滓，澄清取九合，頓服，每日一貼，晚間以氣下心胸空妙。十服以後力不可當，常須護惜將養之，以飲食補之。每年春夏秋冬服一劑，勝服腎氣丸二十劑，永不患風氣。先有諸病自然除差。張中丞自服以來，神効不可言，以為

乳石力不可比今服不闕効驗妙方云腎瀝湯恐誤用猪腎湯益外臺卷

三十一葉三十二至三十三右方无卷數

諸瘡

蓮子草膏療一切風耳聾眼闇生髮變白堅齒延年本是婆羅門方

蓮子草汁三升 生巨勝油一升 生乳一升不食糟者 甘草一大兩末

右四味和於鍋中煎之後火不令魚眼沸口案才原作數攪與卓本改數攪之勿住手看上沫盡清澄濾不津垍器中貯之云本方有青蓮蕊六分龍腦花三分鬱金香二分並末先煎諸藥三分減一次下汁及油等煮成每欲點即仰

諸血

卧垂頭床下一孔中各出如小豆許出乃起有唾唾却
勿咽之起訖即啜少熱湯飲之經一年白髮盡黑禿處
並出韓庶子處得亟用驗 外臺卷三十一葉三十五至三十六右方无卷數

諸血

地黃煎療肺氣欬嗽補心肺令髭髮不白方
生地黃汁二升 麥门冬汁五升 生薑汁五合 紫菀三兩 貝母
款冬花 甘草炙各三兩
右七味切以水七升煮取三大升去滓却入鍋中下地
黃汁麥门冬薑汁等三十沸下蜜一升並如餳成矣盛
不津器中冷含如棗許增加量之 一方有人參三兩 外臺卷三十一葉三
十七至三十八 右方无卷數

五加酒方

五加根莖（細剉五斗）六月六日麴末三斗秫一石（糯米亦得）

右三味以水五斗共五加同下於大釜中以木度深淺與水平刻之即更添水一石五斗並前計兩石即下大盆旋旋急火取藥汁減下至木刻處即得以大盆安淨篚口（槃大盆承作火盆擴豎亭孝汉）篚中安淨布單冪淨濾著篚中其汁在盆中唯有五斗且別盛密封蓋之又重取所濾者五加滓以水煮之如別有五加添和同煮更佳取此汁用淅米拌飯炊之次常炊法用前五加濃汁漬麴且炊米五斗釀之餘五斗分為兩酘如常造酒法酒熟壓漉

密封頭每服一盞煖飲之漸加令醉又遠志十兩末之下釀中益妙亦參及蛇皮肉亦得其糟與已下食之尤佳

代茶新飲方

黄耆 通草各二斤 茯苓 乾薑 乾葛各一斤 桑根白皮一斤 鼠粘根三斤濕加一斤 生乾地黄 枸杞根洗 忍冬十二月採枝莖葉陰乾濕加五加 薏苡人各一兩 菝葜八兩 麥門冬去心 萎蕤各五兩

右十四味並揀擇取州土堅實上者刮削如法然後秤大斤兩各各別搗以馬尾羅篩之不用細口集原脫不用細三字據

迎亭本補攪令勻調，重篩務令相入，不令偏併。別取黃白楮
皮、白皮根相雜。○案：併原作並，據迎亭本改。細切，煮取濃汁，和溲令
硬軟得所，更於臼中擣，別作一竹棬子，圍闊二寸半，厚
二分以下，臨時斟量大小厚薄作之。此亦無定，眾手依
模捻成餅子。○案：模原作摸，據迎亭本改。中心穿孔，日暴乾，百餘餅
為一穿，即以葛蔓為繩貫之，竹作篾亦得，陽掛之。○案：原脫
陽字，據迎亭本補。通風陰處，妙。若須煮用，以炭火上炙令香熟，
勿令焦，臼中擣末，任隨時取足，煎以代茶，大都濃薄量
之，著少鹽煮之，頻揚之，即滑美。著鹽、橘皮、薤搽亦佳。○案：
搽原作櫞擣，迎亭本改。除風破氣，理丹石，補腰腳，聰耳明目，堅肌

長肉緩筋骨通腠理頭腦閑悶眼睛疼痛心虛脚弱不能行步其効不可言若患脚氣肺氣咳嗽入口下愈患消中消渴尤驗主療既多不復一一具說但服之立取其驗禪居高士特宜多飲暢中腑藏調適血脉少服益多心力無勞饑飽飲之甚良若臘月臘日合之十年不敗外臺卷三十一葉四十五至四十七右二方並无卷數

留顔

則天大聖皇后錬益母草留顔方

用此草每朝將以洗手面如用澡豆法面上皯䵳及老人皮膚兼皺等並展落浮皮皮落著手上如白垢

再洗再有効淳用此藥已後欲和澡豆洗亦得以意斟酌用之初將此藥洗面覺面皮手滑潤顏色光澤經十日許特異於女面經月餘生血色紅鮮光澤異於尋常如經年久用之朝暮不絕年四五十婦人如十五女子俗名鬱臭此方仙人秘之千金不傳即用藥一無不効○案一上原有亦字據宋本照宋本刪世人亦有聞說此草者為之皆不得真法令錄真法如後行準案令疑作今可句傳之五月五日收取益母草暴令乾燒作灰收草時句令根上有土○案收原作取據宋本改有土即無効燒之時預以水灑一所地或泥一鑪燒益母草良久烬

無斗羅篩此灰乾以水熟攪和溲之令極熟團之如雞子大作丸於日裏暴令極乾訖取黃土作泥○案原脫作字據明鈔本補泥作小鑪子於地四邊各開一小孔子出剛炭上下俱著炭中央著藥丸多火徑一炊久即徹徹著火燒之勿令火氣絕絕即不好徑一復時藥熟切不得猛火若藥鎔變為瓷色黃○案色黃原作巴黃據宋本改用之無驗火徹即藥白色細膩一復時出之於白瓷器中以玉槌研絹篩又研三日不絕收取藥以乾器中盛深藏旋旋取洗手面令白如玉女項頸上黑但用此藥揩洗並如玉色祕之不可傳如無玉槌以鹿角槌亦得神驗外臺卷三十二葉十

至十一下右方无卷數

髮

生髮方

蔓荊子　青箱子　蓮子草各一分　附子一枚　碎頭髮灰二七

右五味以酒漬內瓷器中封閉經二七日藥成以烏雞脂和塗之先以泔洗然傅之。案然原作後據宋本延享本改數日生長一尺也外臺卷三十一葉三十五右方无卷數

換白髮及鬚方嚴中書處得云驗

熊脂二大兩臘月者佳　伺馬鬐脂一兩臘月以綿濾絞汁細切熬之　婆羅勒十顆

其狀似芙齊子去皮取汁但以指甲搯之（本補即有汁○案芙齊子原作夾齊子據宋本改）生薑

一兩六銖中熬之 母丁香半大兩

右五味二味擣為末其脂鍊濾之以藥相和令勻取一

小槐枝左攪數千遍少傾即凝或似膏可拔白髮以辰

日良以槐枝點藥拔一條即以藥令入髮根孔中○案根原

作眼搯據宋本改 以指頭熟搯之令藥入十餘日便黑髮生

此方妙外甚卷三十二葉三十九右方无卷數

韋慈氏療頭風髮落并眼暗方

蔓荊實三兩研 桑上寄生 桑根白皮各二兩 韭根切三合

白芷二兩 甘松香 零陵香各一兩 馬鬐膏三兩 烏麻油一升

甘皮根白皮汁三升 狀松香葉切二合 五粒者

右十一味細切諸藥內皮根汁中浸一宿數數攪令調

湿匝已然且內油脂中緩火煎之勿令火熱三五日候

皮汁竭白芷色黃膏成去滓每日指摩鬢髮及梳洗其

藥浸經宿臨時以綿實裹煎之膏成去滓綿濾以新瓷

瓶盛稠濁者即先用卻不堪久停特勿近手摩藥壞也案○

壞原作壤擴宋本此字太平改

宜服防風蔓荊子丸方

防風　黃連　乾地黃各十六分　蔓荊子二十分　甘皮六分　萎

蕤十分　甘草八分炙　茯神十二分　大黃八分錦文者

右九味擣篩蜜和丸如桐子飲下二十丸稍稍加之以大腸暢中為度忌更合服除眼中黑花令眼目明以差為度

劉尚書療頭中二十種風髮禿落摩之即此療頂如劇似銅盆者若小髮落不足為難方

蜀椒三兩半　莽草二兩　乾薑二兩　半夏　桂心　䕡茹　附子　細辛各一兩並生用

右八味細擣篩以生豬脂剝去筋膜秤取二十兩和前件藥合擣令消盡脂其藥成矣先以白米泔沐髮令極淨每夜摩之經四五日即毛孔漸漸日生軟細白皮毛

十五日後漸漸變作黑髮至一月四十日待髮生五寸以上任止若至五月不停彌佳好酥及生油和藥亦得

又傷寒鼻塞但以摩之差外臺卷三十二葉四十[illegible]三至四十四右三方无卷數又

案末方刘尚書方上綫无又字惟王燾他處屬不引其方且他處引姚氏陶氏諸方多不冠又字而其方實為上方書所引者故依例補入

婦人

療妊娠惡食心中煩憤熱悶嘔吐方

青竹茹 麥門冬去心各三兩 前胡二兩 陳橘皮一兩 筴尺黃蕉香筭

生蘆根一握取肥白嫩者佳

右五味切以水二大升煮取半大升去滓分再服食後

一服無麥门冬用小麥三合煮之勿令裂至熟○案熟照寧本作熱

回肢煩益者加地[redacted]骨皮醫人夏侯拯録○集拯原作極據照寧本改　外臺卷三十三葉二十四上右方无老叔

墮胎心腹俱痛及野雞痔產後血氣痛並宜丸散中服大觀本草卷十三葉三十八没藥條海藥引

療血暈絶不識人煩悶方

紅藍花三兩新者佳以無灰酒清半升童子小便半大升煮取一大盞去滓候稍冷服之新汲水一大升煮之亦良○集亦良原作良久據小島氏校引證類改

又方

赤父馬糞絞取汁一大盞温者良若乾者取新汲水半大盞和研絞取汁頓服亦主人血不止神驗夏侯極録

外臺卷三十四葉十三至十四右二方无卷數

坐藥主下冷子門痒悶方

吴茱萸 葶藶子熬各二分 蛇床子仁三分 無食子一枚

又方

遠志仁二分 蛇床子 五味子各四分 乾薑 蓮花葉各三分

右五味擣散以口中玉泉和免矢大内陰门中去冷内熱良夏侯極録 外臺卷三十四葉六十三至六十四右二方並无卷數

小兒

古今錄驗卷四十五

諸家方

補曰

療小兒誤吞錢在喉中不出方

取麩炭末以指彈入喉中〇案原脫以字據幽齋本補 其兒當便

咯出妙 外臺卷三十六葉四十六下右旁 无卷數

全漢三國六朝唐宋方書 一 松芳室